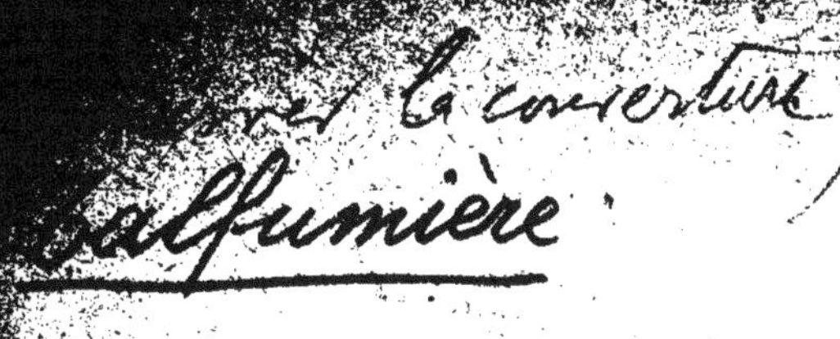

RAPPORT

SUR LA

FONDATION D'ÉCOLES DE MARÉCHALERIE

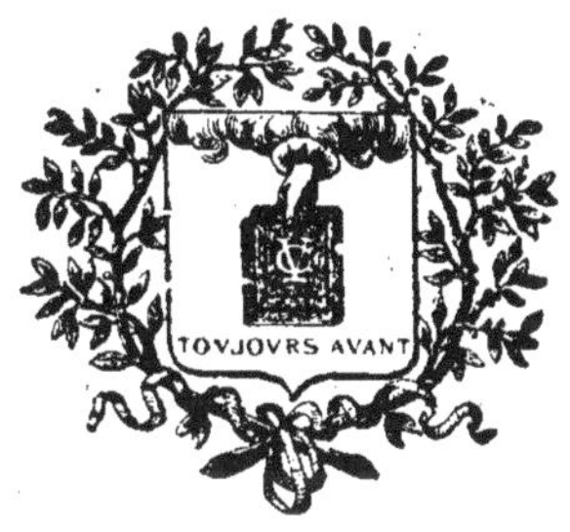

CAEN
Imprimerie Charles VALIN
7 et 9, rue au Canu, 7 et 9

1900

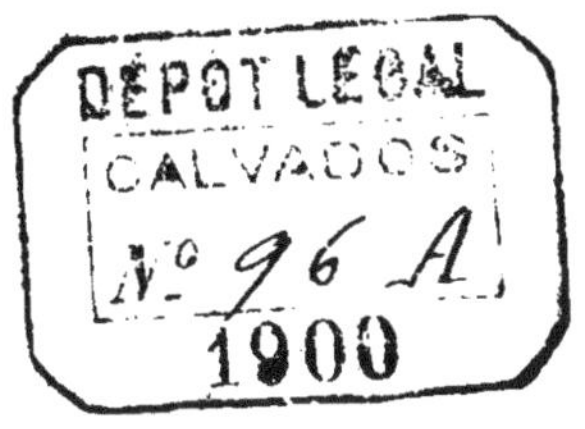

RAPPORT

SUR LA

FONDATION D'ÉCOLES DE MARÉCHALERIE

MESSIEURS,

Au congrès international de l'enseignement agricole du 14 juin dernier, à Paris, plusieurs vétérinaires ont fait ressortir l'importance et l'influence de la maréchalerie sur la conservation du cheval et la nécessité de créer en France des écoles professionnelles pour l'éducation du maréchal, par des rapports admirables, d'une compétence incontestable de la ferrure rationnelle et raisonnée, par MM. Illaret, Lavalard et Rodolphe.

En ma qualité d'ancien maréchal et admirateur du progrès, je prends la liberté de soutenir de tout mon pouvoir ces vaillants défenseurs de la maréchalerie, en y ajoutant quelques observations personnelles sur l'organisation et le fontionnement de ces futures écoles.

Le maréchal avant les écoles vétérinaires

L'origine de la ferrure du cheval, pratiquée par les anciens sous forme d'enveloppes protectrices du sabot, remonte à une époque qu'on ne peut qu'imparfaitement déterminer, faute de documents historiques bien précis. Plusieurs auteurs l'ont suffisamment décrite. Je ne parlerai, dans ce rapport, que depuis l'invention de la ferrure à clous, analogue à celle qui se pratique de nos jours. Il faut arriver jusqu'au IXe siècle pour trouver l'indication claire et précise de la ferrure à clous. A cette époque, la ferrure du cheval était en grande importance dans les armées, par suite du rôle considérable que la cavalerie ne tarda pas à jouer dans les combats. La position du maréchal grandit rapidement en importance, et ceux qui exercèrent cette profession ou qui en eurent la direction y trouvèrent bientôt un grand honneur. On a vu des gentilshommes posséder toutes les connaissances de l'art du maréchal, qu'ils tenaient en haute considération, et ferraient eux-mêmes les pieds de leurs chevaux.

Plus tard, l'usage a introduit une distinction entre le maréchal ferrant et l'écuyer gentilhomme. On confia les soins des maladies des animaux domestiques au maréchal ferrant, auquel on conféra le titre de maréchal expert. Jusqu'en 1770, où Bourgelat fonda l'école vétérinaire de Lyon, la maréchalerie était enseignée par des praticiens sachant forger et ferrer, doublés d'une connaissance primitive et très sommaire de l'anatomie du pied ; leur ignorance sur la physiologie de la locomotion était presque complète à part quelques hippiatres, tels que les Lafosse les Chabert, etc.

Leur éducation manquait surtout par les connaissances essentielles que la science seule pouvait leur révéler.

La maréchalerie, à cette époque, était donc faite grossièrement, sans la moindre notion des règles fondamentales indispensables au perfectionnement de l'art Le maréchal expert primitif privé de cette éducation professionnelle qui permet de tirer parti de toutes les ressources que l'on peut trouver dans l'application raisonnée de l'art de ferrer, ne connaissant de cet art que sa partie matérielle, reste praticien routinier et ne peut qu'imparfaitement concourir au développement du progrès de la maréchalerie. Or, si nous voulons passer en revue toutes les perfections des anciens, il en ressort d'une façon générale que c'est à Lafosse, ce célèbre maréchal, que revient le mérite d'avoir constitué l'art de la ferrure en l'établissant sur des bases véritablement scientifiques.

Nous glorifions comme il le mérite ce grand maréchal, qui a ouvert à la maréchalerie cette ère nouvelle que l'on peut appeler l'ère scientifique, en l'élevant au-dessus de tous ces praticiens routiniers ses devanciers C'est à lui seul que nous reconnaissons d'avoir porté avec honneur le titre de maréchal expert.

Le maréchal depuis les écoles vétérinaires jusqu'a nos jours

J'arrive à la fondation des écoles vétérinaires, au jour où le maréchal expert qui traitait des maladies des animaux tombe en désuétude, et commence à être désigné par le nom de vétérinaire. Au commencement de cette éclosion du progrès scientifique dont le savant Bourgelat a si puissamment contribué, on pouvait remarquer avec quelle intelligence et habileté on pratiquait l'art de la maréchalerie, par ce moyen bien simple que les premiers élèves qui étaient admis à suivre ces cours étaient en grand nombre des apprentis ou des ouvriers maréchaux sortant des ateliers de maréchalerie, où ils avaient reçu les principes de la pratique de l'art, et le maniement des instruments de forge et de ferrage si utile pour devenir un véritable artiste.

Ces élèves maréchaux, pourvus du diplôme de vétérinaire, étaient tout désignés pour remplir le rôle de maitre, et aller propager dans nos villes les vrais principes de la ferrure rationnelle, basée sur les principes scientifiques que l'étude approfondie du pied leur a démontrés.

Il est à déplorer, dans l'intérêt de la maréchalerie, que cette aptitude dans les élèves qui se destinent à l'art vétérinaire ait depuis longtemps disparu. A l'heure actuelle, l'exigence des examens d'admission, d'une instruction supérieure, la composition d'un programme trop chargé comprenant les diplômes de bachelier ès lettres et ès sciences, la connaissance de plusieurs langues, retiennent les jeunes gens jusqu'à un âge trop avancé pour pouvoir se livrer à la pratique de la forge avant leur admission dans les écoles vétérinaires. Malgré cela, beaucoup de savants vétérinaires se sont intéressés au progrès de la maréchalerie par leurs écrits, et d'autres par leurs démonstrations et leurs exemples. Parmi ceux qui ont le plus contribué au relèvement de la maréchalerie de notre siècle par les inventions, je citerai notamment M. Charlier pour sa ferrure périplantaire, dont les résultats sont merveilleux, si son application est bien faite. Il faudrait plusieurs volumes pour contenir toutes les inventions sur l'art de ferrer, dont un grand nombre sont très ingénieuses, mais malheureusement n'ont eu qu'un médiocre succès, et sont arrivées, pour la plupart, à tomber dans le domaine de l'oubli : le souvenir seul ne reste plus que dans les annales de la maréchalerie.

Voilà, je crois, tout ce que l'on peut appeler progrès depuis le commencement de ce siècle. Évidemment, je ne parle pas de ce progrès que quelques ouvriers maréchaux aimant leur métier font chaque jour pour se perfectionner et devenir habiles, cela est incontestable ; mais le progrès de ce genre n'atteint pas le perfectionnement combiné de la science avec la pratique. Si cet état de choses devait durer encore longtemps, il serait à craindre que le maréchal, appelé aujourd'hui trop communément simple artisan, ne devint plus tard un manœuvre nuisible aux belles espérances que les différentes branches de la société attendent du relèvement scientifique de la maréchalerie.

Tout le monde reconnait que cet art, si humble et si modeste, est intimement lié aux intérêts de l'agriculture, du commerce et de l'industrie, par la nécessité absolue de la ferrure pour l'utilisation permanente du cheval ; son rôle a aussi une importance considérable au point de vue de l'hygiène, de la pathologie et de la thérapeutique du cheval. La ferrure est un moyen coadjuteur par excellence de l'action chirurgicale : sans elle, la plupart des opérations, si habilement pratiquées qu'on les suppose, ne pourraient que difficilement réussir. C'est souvent elle qui fournit le moyen de remédier à ces conditions anormales et pathologiques qui rendraient le cheval incapable de tous services.

Ne sommes-nous donc pas fondé à dire que la ferrure a bien sa place marquée parmi les inventions perfectibles d'une application utile et indispensable ? Elle a certainement le droit de s'élever au degré de perfection, comme toutes industries qui travaillent à s'instruire. Son moyen d'action dépend uniquement de la bonne volonté et du concours bienveillant des sociétés d'agriculture, des éleveurs et des autorités départementales et municipales.

Nous finissons un siècle où la maréchalerie, de l'aveu de tout le monde, est restée en arrière du progrès par son ignorance et son indifférence des connaissances théoriques. Il est, je crois, de notre devoir, en commençant le siècle nouveau, de faire disparaitre cette éducation vicieuse et routinière, en faisant éclore d'une façon éclatante l'art de la maréchalerie, en la tirant des ténèbres dans lesquelles elle est depuis si longtemps ensevelie.

Pour cela, la création d'écoles de maréchalerie, réclamée depuis longtemps par un grand nombre d'auteurs qui ont écrit sur la ferrure, s'impose : elle s'impose de droit, parce que l'ouvrier veut s'instruire avec la ferme volonté de devenir à son tour un homme habile dans son métier ; il veut connaître ce que la science ne refuse qu'aux paresseux et aux débauchés.

Profitons, Messieurs, de l'admirable élan de cette jeunesse qui veut s'instruire, qui veut travailler, et qui ne craint pas de prendre en mains ce lourd marteau d'enclume pour façonner lui-même le fer à cheval tiré du lopin pour en sortir poli comme une œuvre d'art. Dans leurs mains noires et calleuses par le maniement familier des instruments de forge et de ferrage, l'instrument du chirurgien sera tenu avec une dextérité plus sûre et plus complète, si importante dans les opérations du pied.

Puisqu'il est suffisamment prouvé que la grande majorité des maréchaux de nos jours ignorent l'anatomie du pied et la physiologie de la locomotion, qui lui sont absolument nécessaires pour l'application d'une ferrure raisonnée et combinée, pour prévenir ou corriger toutes les défectuosités du pied ; qu'ils ignorent également les lois qui régissent les différents mouvements des parties qui le composent, il ressort de ce fait que le praticien maréchal est incomplet, que le théoricien vétérinaire l'est également : tous les deux séparés sont impuissants ; il faut donc, de toute nécessité, faire (et c'est là mon vœu le plus sincère) de la science avec la pratique un mariage uni solidement; il faut que ces deux qualités se serrent fraternellement la main, et, de cette union, il sortira, c'est certain, les fruits les plus heureux pour le bien-être des animaux et pour le profit de notre agriculture.

Comme nous le disait, avec son autoritéde grand maître dans l'art de la maréchalerie, l'illustre savant, M. Henri Bouley, lorsque j'avais l'honneur de diriger, comme chef d'atelier, l'importante maison de maréchalerie de son beau-frère, M. Alfred Vatel : « Messieurs, vous êtes de bons ouvriers praticiens, vous avez le souci de bien faire; votre travail joue un rôle immense dans le problème compliqué de la bonne ferrure; votre concours est indispensable à sa solution. Mais, comprenez-le bien, votre concours ne saurait être utile et efficace sans le concours de la science: l'un ne peut aller sans l'autre. Je vous engage à vous livrer sans relâche à l'étude de l'anatomie du pied, pour arriver à votre perfectionnement et devenir de véritables artistes dans votre profession. » Voilà les sages paroles, les bons conseils que nous donnait cet éminent professeur de maréchalerie. Personne ne peut contester la portée de ces bienveillantes paroles, qui nous encouragent à travailler pour nous instruire. Cela est magnifique, mais personne ne nous a donné le moyen de le faire, et ne nous a tracé ce chemin du progrès qui nous conduit à la connaissance de la science. Toutes nos bonnes volontés ont été anéanties par les obstacles infranchissables qui se dressaient constamment devant nous, et nous ont réduits à rester dans notre ignorance.

Aujourd'hui, nous jetons ce grand cri d'alarme, qui doit être entendu de tout le monde. Nous demandons avec toute l'énergie de notre volonté que la maréchalerie cesse d'être ignorante, qu'on lui enlève ce voile qui la plonge dans les ténèbres, qu'on lui ouvre les yeux assez grands pour que la lumière du progrès de la science moderne lui apparaisse éclatante comme au grand jour, et vienne frapper ce cerveau inculte que la nature lui a donné pour être d'une utilité plus féconde par rapport avec les besoins de son relèvement.

De nos jours, nous voyons avec plaisir ce dévoué et remarquable vétérinaire, M. Delpérier, défendre, avec cette compétence que nous lui reconnaissons, les intérêts de la maréchalerie. Il demande à hauts cris sa réhabilitation ; il veut la mettre en rapport avec nos mœurs nouvelles en élevant, par l'instruction générale et l'enseignement technique, les hommes qui l'exercent. Ce résultat ne peut s'obtenir qu'en créant des écoles de maréchalerie, avec un enseignement complet de la pratique et de la théorie.

Plusieurs vétérinaires préconisent l'idée d'une éducation théorique secondaire basée sur des cours d'anatomie, dans lesquels les maréchaux pourraient venir s'instruire et se perfectionner dans leur métier. Cette idée, très généreuse de la part de leurs auteurs, ne saurait remplir le but que nous voulons atteindre Nous resterions forcément ce que nous sommes en général par la négligence et l'indifférence qu'on aurait à l'égard de cette institution. Les quelques dévoués à ce principe ne tarderaient pas à être détournés par leurs camarades d'atelier, qui, pour la plupart, aiment mieux faire de la théorie sur les comptoirs des marchands de vins que dans les salles d'étude des professeurs.

Plusieurs puissances possèdent depuis longtemps des écoles de maréchalerie militaires et civiles : les magnifiques résultats qu'ils en obtiennent nous font espérer qu'en France, on saura les imiter. Chacune de ces puissances a son programme d'enseignement. MM. Illaret Lavalard et Rodolphe l'ont suffisamment développé dans leurs rapports pour qu'il me soit nécessaire d'y revenir.

En France, la création d'écoles de maréchalerie civiles sera une nouveauté : il me semble que, dans son ensemble, tout doit être nouveau, en faisant mieux que nos devanciers. Profitant de leur initiative et de leurs succès, il nous sera facile d'étudier un plan plus vaste et plus complet de l'éducation du maréchal, qui sera plus en harmonie avec les progrès modernes.

En 1892, avec notre regretté maître, M Anne, vétérinaire à Caen et sénateur du Calvados, nous avions étudié un projet sur la création d'une école de maréchalerie à Caen, répondant aux besoins de l'élevage et de l'agriculture. Quelques renseignements nous avaient été fournis par M. Imlin, vétérinaire à Strasbourg, ami de M. Anne. Les terribles événements qui survinrent quelque temps après, par cette mort foudroyante qui nous enleva ce brave et digne homme. dont la mémoire nous est encore présente, anéantit complètement nos espérances sur ce projet.

Voici ce dont je me souviens de cette étude, basée, bien entendu, sur la valeur du pays, considéré comme étant un centre d'agriculture et d'élevage de la plus grande importance, où le cheval y est en grande estime.

Programme général sur le fonctionnement d'une école de maréchalerie

CHOIX D'UN ÉTABLISSEMENT

Il existe à Caen une école d'équitation et de dressage, connue de tous ceux qui viennent faire le commerce de chevaux dans cette ville. Avec ses nombreuses écuries, sa vaste cour, son superbe manège et ses maisons d'habitation, il reste par derrière un vaste terrain libre, enclos par les murs et les bâtiments de l'école, appartenant à la ville. Ce terrain convient parfaitement pour y construire des hangars, pour installer des forges d'un côté et mettre des chevaux de l'autre. En face on peut faire une construction légère, assez grande pour servir de salles d'étude et pour contenir tous les objets pouvant servir à la démonstration des professeurs.

PROGRAMME D'ADMISSION

Les élèves qui seront admis à l'école de maréchalerie, après un examen au préalable, devront être munis du certificat d'études primaires, et sortir d'une école primaire supérieure ou enseignement similaire, d'un certificat de santé délivré par un médecin et de leur casier judiciaire. Ils devront être âgés de 15 ans au moins et de 17 ans au plus. Les examens d'admission devront se faire chaque année à l'époque des rentrées scolaires ; les demandes seront adressées aux autorités et dans des conditions qui seront prescrites ultérieurement.

RECRUTEMENT DES ÉLÈVES

D'après le nombre d'écoles que l'on créera, on fera une répartition exacte des départements qui seront désignés pour chacune d'elles. On a localisé ces écoles dans les quatre villes où on était certain d'y trouver le nombre d'animaux suffisants pour exercer les élèves à la pratique de la ferrure. Nous voyons Lille, Bordeaux, Marseille et Caen. En se basant sur ce chiffre, chaque école aurait un rayon d'une vingtaine de départements qui diminuerait à mesure que le nombre d'écoles augmenterait. Les premiers élèves seraient en plus grand nombre recrutés parmi les fils de patrons, qui seraient enchantés d'être plus instruits que leurs pères. On verrait bientôt les jeunes gens qui aiment l'industrie de la forge prendre le métier de maréchal de préférence, parce qu'ils seraient certains de s'instruire et d'être diplômés.

Le nombre des élèves serait limité par rapport à l'étendue et à la grandeur de l'établissement ; tous les élèves seraient externes ; ils auraient leur logement et leur pension de nourriture à leur charge, hors de l'établissement ; ils se conformeraient à son règlement intérieur pour les entrées et les sorties aux heures indiquées.

MODES D'ENSEIGNEMENT

La durée de l'enseignement complet serait de trois ans au moins. La première année serait consacrée à l'étude de l'anatomie générale du pied et des sciences accessoires qui s'y rattachent, au maniement des instruments par un apprentissage manuel de forge et de ferrage pratiqué sur des pieds morts.

Pour éviter l'encombrement des élèves dans les

ateliers de forge et les salles d'étude, on diviserait les cours en deux parties : le matin, cours de forge pour la moitié des élèves, et l'après-midi pour l'autre moitié ; il en serait de même pour les cours d'anatomie et autres.

La deuxième année, les élèves, déjà spécialisés par la connaissance anatomique du pied et des parties cornées qui l'entourent, et exercés au maniement des instruments de forge, de ferrage, pourraient commencer, dans les principales maréchaleries de la ville, sous la direction de leurs professeurs, à ferrer des pieds vivants sans crainte de les blesser. Les patrons seraient enchantés d'offrir à ces jeunes gens l'occasion de se perfectionner dans leurs ateliers, et contribueraient eux-mêmes à ce perfectionnement par leur surveillance et leurs conseils pratiques. Ils y trouveraient également un avantage en raison du travail fait gratuitement. Les cours d'études se poursuivraient normalement d'après le programme d'enseignement adopté.

La troisième année, les élèves commenceraient à faire les opérations de pieds de toutes sortes et les pansements qui en dérivent, étudieraient les boiteries en général et en rechercheraient les causes, feraient des ferrures pathologiques et spéciales ; en un mot, tous les secrets de la maréchalerie leur seraient révélés et démontrés scientifiquement. A des heures convenables et indiquées, les élèves iraient, à tour de rôle, dans les ateliers de la ville travailler pour achever leur perfectionnement, sous la surveillance du patron lui-même et le contrôle sérieux des professeurs. Les patrons maréchaux n'auraient plus à s'inquiéter du recrutement difficile de leurs ouvriers : l'école seule leur en fournirait le plus grand nombre.

Il résulterait de cette combinaison que les avantages seraient énormes pour le fonctionnement de l'école et pour les intérêts des patrons maréchaux. On pourrait annexer à l'école un cours pratique spécial pour les élèves qui désireraient faire du charronnage, de la serrurerie, etc., tout ce qui peut être utile à la confection ou la réparation des instruments agricoles.

Les élèves de troisième année passeraient un examen devant un jury spécial pour l'obtention du diplôme de maréchal expert.

PERSONNEL ENSEIGNANT

1° Un vétérinaire connu, très capable, comme directeur administrateur et professeur de chirurgie pour les opérations du pied ;

2° Un vétérinaire professeur d'anatomie, de physiologie, d'hygiène, de thérapeutique ;

3° Un maitre maréchal professeur de ferrures pathologiques et spéciales des travaux pratiques de la maréchalerie ;

4° Un maréchal sous-chef des travaux manuels de forge et de ferrage, comprenant la ferrure anglaise, etc. :

5° Un instituteur comptable, chargé de veiller

sur l'instruction des élèves et la compléter par des cours de physique, de chimie, d'histoire naturelle, etc.

DÉPENSES POUR LA CRÉATION D'UNE ÉCOLE

Les dépenses consistent :

1° dans l'achat d'un terrain assez vaste pour pouvoir établir des hangars pour l'installation des forges et le ferrage des chevaux ;

2° D'une construction légère, divisée en salles d'étude, bureau, laboratoire, salle de dépôt des pièces anatomiques servant à la démonstration théorique ;

3° De l'outillage complet comprenant le manuel de forge et de ferrage ;

4° Ameublements nécessaires pour les salles de cours, bureau, laboratoire, etc.

DÉPENSES ANNUELLES POUR L'ÉCOLE

1° Appointements d'un directeur, d'un vétérinaire professeur, d'un maître maréchal professeur, d'un maréchal adjoint et d'un instituteur comptable ;

2° Approvisionnement de fer à forger, de clous, de charbon, d'outils et de divers objets servant au ferrage et aux pansements des pieds boiteux ;

3° Une pharmacie contenant les médicaments utiles pour les opérations.

RECETTES ANNUELLES

D'après le nombre très restreint des écoles, il est à prévoir que chaque école aura un nombre énorme d'élèves qui, en payant une somme relativement minime, couvrira largement les dépenses annuelles. Cette somme sera calculée en raison de l'argent avancé et des charges à supporter. Avec l'aide de l'État, du département, de la municipalité et des sociétés d'agriculture, on ne manquera pas de faire quelque chose de bien, d'utile et de durable.

CONCLUSION

L'humble rapport que j'ai l'honneur de vous présenter a peut-être ce défaut d'être un peu long; mais vous reconnaitrez de suite qu'il a été écrit par un vieux praticien, et non par un homme lettré. Je vous demande, Messieurs, de lui accorder la faveur d'être sincère.

Comme le disait M. Illaret dans son magnifique rapport, la France est peut-être la seule puissance qui n'ait pas d'écoles de maréchalerie civiles. Pourquoi ? Je répondrai simplement parce que personne ne lui en a demandé. La France a un intérêt supérieur, pour la défense nationale, de soutenir ou même de prendre en mains cette innovation si utile dans nos armées, par l'instruction des jeunes maréchaux avant de les incorporer dans les régiments. Notre pays, ami du progrès, non seulement ne veut pas rester en arrière, mais il veut au contraire marcher au premier rang en faisant mieux que les autres. Pour cela, Messieurs, nous devons travailler ferme à la réalisation de cette œuvre utile et humanitaire. Espérons qu'en réunissant nos efforts et nos bonnes volontés, nous arriverons à réconcilier ces deux sœurs inséparables qu'on nomme science et pratique, qui, depuis si longtemps, étaient pour ainsi dire divorcées. Nous assisterons avec joie à cette union le jour qu'elle sera proclamée dans une école de maréchalerie, et sanctionnée par le diplôme de maréchal expert

Cet hommage rendu au maréchal moderne sera accueilli avec satisfaction par toutes les branches de la société qui se rattachent à l'élevage, à l'agriculture et à l'industrie chevaline. On glorifiera alors cette grande vérité : Pas de fer, pas de cheval.

E. TALFUMIÈRE.

Caen, Imp. Ch. Valin, 7 et 9, rue au Canu.

www.ingramcontent.com/pod-product-compliance
Ingram Content Group UK Ltd.
Pitfield, Milton Keynes, MK11 3LW, UK
UKHW020542180726
13839UKWH00006B/2678